INTRODUCTION

Le Lipedema, une affection méconnue du système lymphatique, touche de nombreuses personnes à travers le monde. Caractérisé par une accumulation anormale de graisse dans les tissus sous-cutanés, le Lipedema peut entraîner des douleurs, un gonflement et une altération de la qualité de vie. Cependant, il existe des approches nutritionnelles qui peuvent aider à atténuer les symptômes du Lipedema et améliorer la gestion de cette condition.

Le Régime RAD (Réduction de l'Adiposité Douloureuse) est une approche diététique spécifiquement conçue pour les personnes atteintes de Lipedema. Ce régime se concentre sur une alimentation équilibrée et adaptée aux besoins individuels, visant à réduire l'inflammation, favoriser la circulation lymphatique et soutenir la perte de poids saine dans le contexte du Lipedema.

Dans cette introduction, nous explorerons les principes fondamentaux du Régime RAD, les types d'aliments recommandés, ainsi que les avantages potentiels pour les personnes souffrant de Lipedema. Nous aborderons également les éventuelles précautions et considérations à prendre en compte avant d'adopter ce régime. Il est important de noter que le Régime RAD ne prétend pas guérir le Lipedema, mais plutôt offrir des stratégies nutritionnelles qui pourraient améliorer la qualité de vie et aider à mieux gérer les symptômes.

En suivant attentivement les principes du Régime RAD et en travaillant en étroite collaboration avec des professionnels de la santé, les personnes atteintes de Lipedema peuvent espérer trouver un soulagement des symptômes désagréables de cette condition. Il est toujours recommandé de consulter un médecin ou un diététicien avant d'entreprendre tout changement important dans son régime alimentaire, afin de garantir que cela convient à la situation individuelle et aux besoins de chacun.

Que vous soyez nouvellement diagnostiqué(e) avec le Lipedema ou que vous cherchiez des moyens d'améliorer votre gestion de cette condition, le Régime RAD pourrait offrir des pistes prometteuses à explorer. Découvrons ensemble les bases de cette approche nutritionnelle et son potentiel pour aider à mieux vivre avec le Lipedema.

CHAPITRE UN

Lipedema

Le Lipedema est une condition médicale qui se caractérise par une accumulation excessive et anormale de tissu adipeux (graisse) dans les tissus sous-cutanés, principalement au niveau des hanches, des cuisses, des fesses et parfois des bras. Cette condition touche principalement les femmes et peut se manifester de manière bilatérale et symétrique, c'est-à-dire que les deux côtés du corps sont généralement affectés de manière similaire.

Contrairement à l'obésité classique, le Lipedema a une distribution de graisse spécifique et se caractérise par une apparence en forme de colonne ou de "pantalons de poupée". Une particularité importante du Lipedema est que les tissus adipeux peuvent être douloureux, sensibles à la pression et sujets à des ecchymoses, ce qui peut avoir un impact significatif sur la qualité de vie des personnes touchées.

Le Lipedema est une condition chronique et progressive, souvent sous-diagnostiquée et mal comprise. Bien que ses causes exactes ne soient pas encore entièrement élucidées, il semble y avoir une composante génétique prédisposant à son développement. Hormones, facteurs hormonaux et inflammatoires peuvent également jouer un rôle dans sa manifestation.

En raison de la nature spécifique du Lipedema, il est important de différencier cette condition d'autres problèmes de poids ou de graisse corporelle. Le diagnostic et la gestion du Lipedema nécessitent une approche médicale spécialisée et une compréhension approfondie de la condition.

Symptômes du Lipedema :

Cette condition médicale complexe affecte principalement la distribution de la graisse corporelle et peut engendrer des conséquences physiques et émotionnelles importantes.

Accumulation de Graisse Anormale :

Les personnes atteintes de Lipedema présentent une accumulation de graisse disproportionnée, surtout aux niveaux des hanches, des cuisses, des fesses et, parfois, des bras. Cette graisse a une apparence particulière en forme de colonne, donnant lieu à des contours corporels distincts.

Sensibilité et Douleur :

Les tissus adipeux du Lipedema sont souvent douloureux et sensibles au toucher, à la pression ou même aux vêtements. Cette douleur peut être décrite comme une sensation de brûlure ou de douleur sourde, et peut varier en intensité.

Gonflement et Œdème :

Un gonflement excessif, également appelé œdème, est courant chez les personnes atteintes de Lipedema. Les jambes et les bras peuvent sembler enflés, même sans changement significatif de poids. L'œdème peut être aggravé par des facteurs tels que la chaleur, la position debout prolongée et le stress.

Ecchymoses Faciles :

Les tissus affectés par le Lipedema sont souvent plus vulnérables aux ecchymoses et aux contusions, même à la suite de contacts mineurs. Cela est dû à une fragilité accrue des vaisseaux sanguins dans ces zones.

Fatigue et Lourdeur :

En raison du gonflement et de l'accumulation de graisse, les personnes atteintes de Lipedema peuvent ressentir une sensation de fatigue et de lourdeur dans les membres affectés, ce qui peut entraver leur mobilité et leur qualité de vie.

Altérations de la Mobilité :

Les symptômes du Lipedema peuvent entraîner des difficultés de mobilité et d'exercice. La marche et d'autres activités physiques peuvent devenir inconfortables en raison de la douleur et de la sensibilité des tissus.

Causes du Lipedema :

Cependant, certaines hypothèses et facteurs semblent jouer un rôle dans le développement de cette affection.

Facteurs Génétiques :

Des preuves suggèrent qu'il existe une prédisposition génétique au Lipedema. Les antécédents familiaux de la condition peuvent augmenter le risque de développer cette affection, ce qui suggère une influence génétique sous-jacente.

Hormones :

Les hormones, en particulier les hormones féminines comme les œstrogènes, pourraient jouer un rôle dans le déclenchement et la progression du Lipedema. La condition est largement observée chez les femmes, et certains cas de Lipedema se manifestent ou s'aggravent pendant des périodes hormonales spécifiques, comme la puberté, la grossesse ou la ménopause.

Inflammation :

L'inflammation chronique peut contribuer au développement du Lipedema. Les cellules adipeuses et les tissus environnants peuvent être sujets à l'inflammation, ce qui pourrait entraîner une accumulation anormale de graisse et une altération de la circulation lymphatique.

Troubles Lymphatiques :

Des anomalies du système lymphatique pourraient être impliquées dans le Lipedema. La fonction lymphatique altérée peut entraîner une accumulation de liquide et de graisse dans les tissus sous-cutanés, contribuant ainsi aux caractéristiques du Lipedema telles que l'œdème et la douleur.

Facteurs Environnementaux :

Certains facteurs environnementaux pourraient jouer un rôle dans le développement du Lipedema. Des influences telles que le régime alimentaire, le mode de vie sédentaire et d'autres facteurs liés au mode de vie pourraient potentiellement contribuer à l'apparition de la condition.

Diagnostic du Lipedema

En raison de sa similitude avec d'autres conditions, le diagnostic précis du Lipedema est essentiel pour garantir une gestion appropriée et un soulagement des symptômes.

Examen Clinique :

Le diagnostic du Lipedema commence généralement par un examen clinique approfondi effectué par un médecin ou un spécialiste. Celui-ci évalue les caractéristiques physiques du patient, notamment la distribution de la graisse corporelle, la sensibilité des tissus, la présence d'œdème et d'ecchymoses, ainsi que d'autres symptômes spécifiques.

Antécédents Médicaux :

Les antécédents médicaux du patient sont également pris en compte. Les informations sur les symptômes, les facteurs hormonaux, les éventuelles périodes de grossesse ou de ménopause, ainsi que les antécédents familiaux de Lipedema, peuvent aider à orienter le diagnostic.

Imagerie Médicale :

Des techniques d'imagerie médicale, telles que l'échographie ou la lymphographie, peuvent être utilisées pour visualiser les tissus sous-cutanés et le système lymphatique. Ces images peuvent aider à confirmer la présence de caractéristiques spécifiques du Lipedema, telles que l'accumulation de graisse et les anomalies lymphatiques.

Biopsie :

Bien que moins fréquemment utilisée, une biopsie des tissus adipeux peut parfois être réalisée pour exclure d'autres conditions similaires et confirmer le diagnostic de Lipedema.

Exclusion d'autres Conditions :

Le diagnostic du Lipedema implique souvent l'exclusion d'autres conditions médicales similaires, telles que l'obésité, la lipodystrophie, l'insuffisance veineuse chronique et d'autres troubles circulatoires.

Traitement du Lipedema

Bien qu'il n'existe pas de traitement curatif complet pour le Lipedema, plusieurs stratégies peuvent contribuer à atténuer les symptômes et à favoriser un mieux-être global.

Gestion de la Douleur :

Les options de gestion de la douleur peuvent inclure des analgésiques, des anti-inflammatoires, des thérapies physiques et des techniques de relaxation. Ces approches visent à atténuer l'inconfort et la sensibilité des tissus affectés.

Compression :

Le port de vêtements de compression spécialement conçus peut aider à réduire l'enflure, à améliorer la circulation sanguine et lymphatique, et à atténuer la douleur associée au Lipedema.

Exercice :

Un programme d'exercices réguliers, supervisé par un professionnel de la santé, peut aider à maintenir la mobilité, à renforcer les muscles et à améliorer la circulation. Les exercices à faible impact, tels que la natation, la marche et le yoga, peuvent être particulièrement bénéfiques.

Thérapie Physique :

Des thérapies manuelles, telles que le drainage lymphatique manuel, peuvent contribuer à améliorer la circulation lymphatique et à réduire l'enflure.

Approche Nutritionnelle :

Une alimentation équilibrée et adaptée aux besoins individuels peut aider à gérer le poids corporel et à réduire l'inflammation. Travailler avec un diététicien peut permettre de mettre en place un plan nutritionnel spécifique au Lipedema.

Chirurgie :

Dans les cas graves où les symptômes du Lipedema

sont très invalidants, la chirurgie peut être envisagée. Les procédures chirurgicales, telles que la liposuccion spécifique au Lipedema, peuvent aider à réduire l'accumulation de graisse et à améliorer la forme corporelle. Cependant, la chirurgie n'est généralement envisagée que lorsque d'autres options de traitement n'ont pas été efficaces.

Soutien Psychologique :

Étant donné que le Lipedema peut avoir un impact émotionnel important, le soutien psychologique, tel que la thérapie individuelle ou de groupe, peut aider à faire face aux défis émotionnels et à promouvoir une image corporelle positive.

Aperçu du Régime RAD (Réduction de l'Adiposité Douloureuse)

Le Régime RAD, ou Réduction de l'Adiposité Douloureuse, est une approche nutritionnelle spécifiquement conçue pour les personnes atteintes de Lipedema. Cette condition médicale complexe est caractérisée par une accumulation anormale de graisse dans les tissus sous-cutanés, principalement au niveau des hanches, des cuisses et des fesses, entraînant des symptômes tels que douleur, enflure et sensibilité.

Le Régime RAD vise à atténuer les symptômes du Lipedema en adoptant une approche alimentaire équilibrée et adaptée aux besoins individuels. Voici un aperçu des principes fondamentaux du Régime RAD :

Réduction de l'Inflammation :

Le Régime RAD met l'accent sur la réduction de

l'inflammation, un facteur clé dans le développement et la progression du Lipedema. Les aliments riches en antioxydants, en oméga-3 et en composés anti-inflammatoires sont privilégiés pour aider à atténuer l'inflammation.

Soutien à la Circulation Lymphatique :

Étant donné que le Lipedema est lié à des problèmes de circulation lymphatique, le Régime RAD encourage la consommation d'aliments qui favorisent une circulation lymphatique optimale. Cela inclut la consommation adéquate d'eau, de fibres et d'aliments riches en nutriments essentiels.

Équilibre Nutritionnel :

Le Régime RAD encourage un équilibre nutritionnel adéquat en incluant une variété d'aliments sains. Les légumes, les fruits, les protéines maigres, les grains entiers et les sources de graisses saines sont incorporés dans l'alimentation pour fournir une gamme complète de nutriments.

Gestion du Poids :

Bien que le Régime RAD ne vise pas principalement la perte de poids, il peut contribuer à une gestion du poids saine en favorisant des choix alimentaires nutritifs et en réduisant l'accumulation excessive de graisse caractéristique du Lipedema.

Collaboration avec des Professionnels de la Santé :

Il est recommandé de suivre le Régime RAD sous la supervision d'un diététicien ou d'un professionnel de la santé expérimenté dans la gestion du Lipedema. Un suivi médical régulier permet d'ajuster le régime en fonction des besoins individuels et de surveiller les progrès.

Aliments à Consommer :

Légumes et Fruits :

Optez pour une variété de légumes et de fruits riches en antioxydants, en vitamines et en fibres. Les légumes à feuilles vertes, les baies, les agrumes, les tomates et les légumes crucifères sont particulièrement recommandés.

Protéines Maigres :

Choisissez des sources de protéines maigres telles que le poisson, les volailles sans peau, les légumineuses, les œufs et les produits laitiers faibles en matières grasses. Les protéines aident à soutenir la croissance et la réparation des tissus.

Grains Entiers :

Privilégiez les grains entiers tels que le riz brun, le quinoa, l'avoine et les produits de blé entier. Ces aliments fournissent des glucides complexes et des fibres bénéfiques.

Graisses Saines :

Intégrez des graisses saines dans votre alimentation, telles que les avocats, les noix, les graines, les huiles d'olive et de noix de coco. Les graisses saines sont essentielles pour la santé cellulaire et la réduction de l'inflammation.

Hydratation :

Assurez-vous de boire suffisamment d'eau tout au long de la journée pour favoriser la circulation lymphatique et l'élimination des toxines.

Aliments à Éviter :

Aliments Transformés :

Réduisez la consommation d'aliments transformés riches

en sucres ajoutés, en graisses saturées et en additifs. Les plats préparés, les boissons sucrées et les collations industrielles doivent être limités.

Aliments Riches en Sucres :

Réduisez les aliments riches en sucre raffiné, tels que les bonbons, les pâtisseries et les sodas. Le sucre en excès peut contribuer à l'inflammation.

Graisses Trans :

Évitez les graisses trans présentes dans les aliments frits, les produits de boulangerie industriels et les margarines hydrogénées.

Excès de Sel :

Réduisez la consommation excessive de sel, car il peut contribuer à la rétention d'eau et à l'enflure.

Alcool :

Limitez la consommation d'alcool, car il peut avoir un impact négatif sur l'inflammation et la circulation.

Plan Alimentaire du Régime RAD (Réduction de l'Adiposité Douloureuse) pour le Lipedema

Voici un exemple de plan alimentaire sur plusieurs jours dans le cadre du Régime RAD :

Jour 1 :

Petit-déjeuner :

- Smoothie aux baies (fraises, myrtilles, framboises) avec du yaourt grec, des épinards et des graines de chia.

- Tranches de pain de blé entier grillées avec de l'avocat.

Déjeuner :

- Salade verte avec des légumes variés (concombres, tomates, poivrons) et du poulet grillé.
- Vinaigrette légère à base d'huile d'olive et de vinaigre balsamique.

Collation :

- Poignée de noix mixtes (noix, amandes, noix de cajou).

Dîner :

- Saumon cuit au four avec une garniture d'herbes.
- Brocoli vapeur et quinoa.

Jour 2 :

Petit-déjeuner :

- Yaourt nature avec des morceaux de mangue, des noix hachées et une pincée de cannelle.

Déjeuner :

- Wrap à la dinde avec des légumes (laitue, tomates, oignons) dans une tortilla de blé entier.
- Carottes bâtonnets avec houmous.

Collation :

- Tranches de pommes avec du beurre d'arachide.

Dîner :

- Poulet cuit à la poêle avec une sauce à base de tomates, d'ail et d'herbes.
- Asperges grillées et quinoa.

Jour 3 :

Petit-déjeuner :

- Omelette aux légumes (poivrons, oignons,

épinards) avec du fromage faible en matières grasses.

Déjeuner :

- Salade de thon avec des légumes verts et des pois chiches.

- Vinaigrette à base de citron et d'huile d'olive.

Collation :

- Yaourt grec avec des baies et une cuillère de graines de lin.

Dîner :

- Tofu sauté avec des légumes (brocoli, champignons, poivrons) dans une sauce légère à base de soja.

- Riz brun cuit.

Liste d'Épicerie du Régime RAD (Réduction de l'Adiposité Douloureuse) pour le Lipedema

Voici une liste d'épicerie pour vous guider dans votre parcours vers le Régime RAD :

Légumes et Fruits :

- Épinards

- Laitue

- Tomates

- Concombres

- Poivrons

- Brocoli

- Asperges
- Carottes
- Mangues
- Baies (fraises, myrtilles, framboises)

Protéines Maigres :

- Poulet sans peau
- Dinde
- Saumon
- Tofu
- Œufs

Grains Entiers :

- Riz brun
- Quinoa
- Avoine
- Pain de blé entier
- Tortillas de blé entier

Légumineuses :

- Pois chiches
- Lentilles

Produits Laitiers et Alternatives :

- Yaourt grec nature
- Fromage faible en matières grasses

Graisses Saines :

- Huile d'olive

- Avocats
- Noix (amandes, noix, noix de cajou)
- Graines de lin, de chia et de tournesol
- Beurre d'arachide naturel

Épices et Herbes :

- Cannelle
- Ail
- Basilic
- Origan
- Citron

Autres :

- Lait d'amande ou autre lait végétal non sucré
- Vinaigre balsamique
- Houmous
- Sauce soja légère

Hydratation :

- Eau potable

CHAPITRE DEUX

*Régime RAD pour les directives
de recettes de lipœdème;*

Salade de Quinoa aux Légumes Rôtis :

Description du Repas : Cette délicieuse salade de quinoa aux légumes rôtis est une option saine et satisfaisante pour un repas équilibré. Les légumes colorés et le quinoa nutritif sont associés pour créer une explosion de saveurs tout en offrant une source de protéines végétales et de fibres. Cette recette est parfaite pour une déjeuner nutritif ou un dîner léger.

Ingrédients (pour 2 portions) :

- 1/2 tasse de quinoa sec
- 2 carottes, pelées et coupées en bâtonnets
- 1 poivron rouge, coupé en lanières
- 1 courgette, coupée en rondelles
- 1 oignon rouge, coupé en quartiers
- 2 cuillères à soupe d'huile d'olive
- Sel et poivre noir, au goût
- 2 tasses de roquette ou d'épinards frais
- 1/4 tasse de fromage feta émietté

- 2 cuillères à soupe de graines de tournesol

Pour la Vinaigrette :

- 2 cuillères à soupe d'huile d'olive
- 1 cuillère à soupe de vinaigre balsamique
- 1 cuillère à café de moutarde de Dijon
- Sel et poivre noir, au goût

Instructions :

1. Préchauffez le four à 200°C (390°F).

2. Rincez le quinoa à l'eau froide. Dans une casserole, faites bouillir 1 tasse d'eau. Ajoutez le quinoa, réduisez le feu à doux et laissez mijoter pendant environ 15 minutes jusqu'à ce que le quinoa soit tendre et ait absorbé l'eau. Retirez du feu, couvrez et laissez reposer pendant 5 minutes. Égrenez à la fourchette et réservez.

3. Dans un grand bol, mélangez les carottes, le poivron rouge, la courgette et l'oignon rouge avec 2 cuillères à soupe d'huile d'olive. Assaisonnez avec du sel et du poivre noir.

4. Disposez les légumes en une seule couche sur une plaque de cuisson recouverte de papier sulfurisé. Faites rôtir au four pendant environ 20-25 minutes, en remuant à mi-cuisson, jusqu'à ce que les légumes soient tendres et dorés.

5. Pendant ce temps, préparez la vinaigrette en mélangeant 2 cuillères à soupe d'huile d'olive, le vinaigre balsamique, la moutarde de Dijon, le sel et le poivre noir dans un petit bol.

6. Dans un grand saladier, mélangez le quinoa cuit,

les légumes rôtis et la vinaigrette.

7. Répartissez la roquette ou les épinards sur des assiettes de service. Garnissez avec le mélange de quinoa et de légumes rôtis.

8. Saupoudrez chaque portion de fromage feta émietté et de graines de tournesol.

9. Servez immédiatement et savourez votre délicieuse salade de quinoa aux légumes rôtis.

Information Nutritionnelle par Portion:

- Calories : 240
- Protéines : 7 g
- Lipides : 15 g
- Glucides : 20 g
- Fibres : 4 g

Brochettes de Poulet Grillé et Légumes :

Description du Repas : Les brochettes de poulet grillé et légumes sont une option de repas saine et délicieuse, parfaite pour les repas en plein air ou les barbecues. Le mariage de morceaux de poulet tendre et de légumes colorés offre une combinaison équilibrée de protéines et de nutriments. Cette recette est idéale pour une alimentation équilibrée tout en savourant des saveurs estivales.

Ingrédients (pour 4 brochettes) :

- 2 poitrines de poulet, coupées en cubes
- 1 poivron rouge, coupé en morceaux
- 1 poivron jaune, coupé en morceaux
- 1 courgette, coupée en rondelles épaisses

- 1 oignon rouge, coupé en quartiers

- Champignons, au choix

- 2 cuillères à soupe d'huile d'olive

- Sel et poivre noir, au goût

- Herbes fraîches (thym, romarin, persil) pour la garniture (facultatif)

Instructions :

1. Préparez les brochettes en alternant les morceaux de poulet et les légumes sur des piques en bois ou en métal. Trempez les piques en bois dans l'eau pendant environ 30 minutes avant de les utiliser pour éviter qu'ils ne brûlent pendant la cuisson.

2. Dans un bol, mélangez 2 cuillères à soupe d'huile d'olive avec du sel et du poivre noir.

3. Badigeonnez les brochettes de poulet et de légumes avec le mélange d'huile d'olive assaisonnée.

4. Préchauffez le gril à feu moyen.

5. Placez les brochettes sur le gril chaud et faites-les cuire pendant environ 10 à 15 minutes en les retournant de temps en temps. Le poulet doit être bien cuit et les légumes légèrement grillés et tendres.

6. Pendant la cuisson, vous pouvez badigeonner les brochettes avec le reste de la marinade à l'huile d'olive pour plus de saveur.

7. Une fois que le poulet est bien cuit et que les légumes sont grillés, retirez les brochettes du gril.

8. Garnissez les brochettes avec des herbes fraîches hachées, si désiré.

9. Servez les brochettes de poulet grillé et légumes avec une salade fraîche ou du riz complet pour un repas complet et équilibré.

Information Nutritionnelle par Portion :

- Calories : 220

- Protéines : 25 g

- Lipides : 8 g

- Glucides : 12 g

- Fibres : 3 g

Sauté de Riz Brun :

Description du Repas : Ce sauté de riz brun est un plat équilibré et délicieux qui associe des légumes colorés et des morceaux de protéines pour créer un repas satisfaisant. Le riz brun offre une base nutritive et riche en fibres, tandis que les légumes et les protéines ajoutent une variété de saveurs et de nutriments essentiels. Cette recette de sauté de riz brun est parfaite pour un dîner rapide et nutritif.

Ingrédients (pour 2 portions) :

- 1 tasse de riz brun cuit

- 200 g de poulet ou de tofu, coupé en morceaux

- 1 carotte, coupée en fines lamelles

- 1 poivron rouge, coupé en lanières

- 1 courgette, coupée en rondelles

- 1 oignon, émincé

- 2 gousses d'ail, hachées

- 2 cuillères à soupe d'huile d'olive
- Sauce soja légère, au goût
- Gingembre frais râpé, au goût
- Sel et poivre noir, au goût
- Ciboulette ou coriandre fraîche hachée pour la garniture (facultatif)

Instructions :

1. Faites chauffer 1 cuillère à soupe d'huile d'olive dans une grande poêle à feu moyen.

2. Ajoutez les morceaux de poulet ou de tofu dans la poêle et faites-les cuire jusqu'à ce qu'ils soient dorés et cuits à travers. Retirez-les de la poêle et réservez.

3. Dans la même poêle, ajoutez 1 cuillère à soupe d'huile d'olive si nécessaire. Faites revenir l'oignon et l'ail jusqu'à ce qu'ils soient translucides et parfumés.

4. Ajoutez les lamelles de carotte, les lanières de poivron rouge et les rondelles de courgette dans la poêle. Faites sauter les légumes pendant quelques minutes jusqu'à ce qu'ils soient tendres mais croquants.

5. Remettez les morceaux de poulet ou de tofu dans la poêle avec les légumes.

6. Ajoutez le riz brun cuit à la poêle. Mélangez bien tous les ingrédients.

7. Assaisonnez le sauté avec de la sauce soja légère, du gingembre râpé, du sel et du poivre noir. Ajustez les assaisonnements selon vos

préférences.

8. Faites sauter tous les ingrédients ensemble pendant quelques minutes supplémentaires pour que les saveurs se mélangent.

9. Une fois que tout est bien mélangé et chauffé, retirez la poêle du feu.

10. Servez le sauté de riz brun dans des assiettes de service. Garnissez avec de la ciboulette ou de la coriandre fraîche hachée si vous le souhaitez.

11. Dégustez immédiatement votre délicieux sauté de riz brun.

Information Nutritionnelle par Portion (environ) :

- Calories : 350

- Protéines : 20 g

- Lipides : 10 g

- Glucides : 50 g

- Fibres : 8 g

Soupe de Lentilles et Épinards :

Description du Repas : Cette soupe de lentilles et épinards est une option nutritive et réconfortante pour une alimentation saine. Les lentilles riches en protéines et en fibres se marient parfaitement avec les épinards frais pour créer une soupe savoureuse et équilibrée. Cette recette est parfaite pour une entrée légère ou un repas principal satisfaisant.

Ingrédients (pour 4 portions) :

- 1 tasse de lentilles vertes, rincées et égouttées

- 1 oignon, haché

- 2 gousses d'ail, hachées
- 2 carottes, coupées en rondelles
- 2 pommes de terre, coupées en cubes
- 4 tasses de bouillon de légumes ou de bouillon de poulet (basse teneur en sodium)
- 2 tasses d'épinards frais, lavés et hachés
- 1 cuillère à soupe d'huile d'olive
- 1 cuillère à café de cumin moulu
- Sel et poivre noir, au goût
- Jus de citron, pour la garniture (facultatif)
- Ciboulette ou persil frais haché pour la garniture (facultatif)

Instructions :

1. Dans une grande casserole, chauffez 1 cuillère à soupe d'huile d'olive à feu moyen.

2. Ajoutez l'oignon haché et faites-le revenir jusqu'à ce qu'il soit translucide.

3. Ajoutez l'ail haché et faites sauter pendant environ 1 minute jusqu'à ce qu'il soit parfumé.

4. Ajoutez les carottes coupées en rondelles et les cubes de pommes de terre dans la casserole. Faites revenir pendant quelques minutes pour les faire dorer légèrement.

5. Ajoutez les lentilles rincées et le cumin moulu dans la casserole. Mélangez bien les ingrédients.

6. Versez le bouillon de légumes ou de poulet dans la casserole. Assurez-vous que les légumes et les

lentilles sont bien couverts par le liquide.

7. Portez la soupe à ébullition, puis réduisez le feu à doux. Couvrez la casserole et laissez mijoter pendant environ 20-25 minutes, ou jusqu'à ce que les lentilles et les légumes soient tendres.

8. Ajoutez les épinards frais hachés dans la soupe. Mélangez bien et laissez cuire pendant quelques minutes supplémentaires jusqu'à ce que les épinards soient ramollis.

9. Assaisonnez la soupe avec du sel et du poivre noir selon vos préférences.

10. Une fois que la soupe est bien cuite et que les saveurs sont bien mélangées, retirez la casserole du feu.

11. Servez la soupe de lentilles et épinards dans des bols de service. Si désiré, ajoutez un filet de jus de citron frais et saupoudrez de ciboulette ou de persil haché pour la garniture.

12. Dégustez immédiatement votre délicieuse soupe de lentilles et épinards.

Information Nutritionnelle par Portion (environ) :

- Calories : 200

- Protéines : 10 g

- Lipides : 3 g

- Glucides : 35 g

- Fibres : 10 g

Pâtes Primavera au Blé Entier :

Description du Repas : Les pâtes primavera au blé entier sont un plat coloré et délicieux qui met en valeur une variété de légumes frais et de pâtes nutritives. Les légumes croquants se marient parfaitement avec les pâtes au blé entier pour créer un repas équilibré et savoureux. Cette recette est idéale pour une soirée en famille ou pour recevoir des invités.

Ingrédients (pour 4 portions) :

- 8 oz (environ 225 g) de pâtes au blé entier
- 1 courgette, coupée en rondelles
- 1 poivron rouge, coupé en lanières
- 1 carotte, coupée en julienne
- 1 tasse de pois mange-tout, coupés en diagonale
- 1 oignon, émincé
- 3 gousses d'ail, hachées
- 2 cuillères à soupe d'huile d'olive
- 1/4 de tasse de bouillon de légumes ou de bouillon de poulet (basse teneur en sodium)
- Sel et poivre noir, au goût
- Parmesan râpé, pour la garniture (facultatif)
- Basilic frais haché, pour la garniture (facultatif)

Instructions :

1. Faites cuire les pâtes au blé entier selon les instructions sur l'emballage. Égouttez-les et réservez.

2. Dans une grande poêle, chauffez 2 cuillères à soupe d'huile d'olive à feu moyen.

3. Ajoutez l'oignon émincé et faites-le revenir jusqu'à ce qu'il soit translucide.

4. Ajoutez l'ail haché et faites sauter pendant environ 1 minute jusqu'à ce qu'il soit parfumé.

5. Ajoutez les rondelles de courgette, les lanières de poivron rouge, la julienne de carotte et les pois mange-tout dans la poêle. Faites sauter les légumes pendant quelques minutes jusqu'à ce qu'ils soient tendres mais croquants.

6. Versez le bouillon de légumes ou de poulet dans la poêle pour aider à cuire les légumes et à créer une légère sauce.

7. Assaisonnez les légumes avec du sel et du poivre noir selon vos préférences.

8. Ajoutez les pâtes cuites au blé entier dans la poêle avec les légumes. Mélangez bien pour enrober les pâtes de la sauce et des légumes.

9. Faites sauter tous les ingrédients ensemble pendant quelques minutes supplémentaires pour que les saveurs se mélangent.

10. Une fois que tout est bien mélangé et chauffé, retirez la poêle du feu.

11. Servez les pâtes primavera au blé entier dans des assiettes de service. Si désiré, garnissez de parmesan râpé et de basilic frais haché.

12. Dégustez immédiatement vos délicieuses pâtes primavera au blé entier.

Information Nutritionnelle par Portion:

- Calories : 350

- Protéines : 12 g

- Lipides : 10 g

- Glucides : 55 g

- Fibres : 8 g

Porridge aux Baies Mélangées :

Description du Repas : Le porridge aux baies mélangées est un petit-déjeuner sain et nourrissant qui combine la texture crémeuse de l'avoine avec la douceur des baies fraîches. Les baies apportent une touche sucrée naturelle et une richesse en antioxydants, tandis que l'avoine offre une source de fibres et d'énergie pour bien commencer la journée. Cette recette est parfaite pour ceux qui cherchent un petit-déjeuner copieux et délicieux.

Ingrédients (pour 2 portions) :

- 1 tasse de flocons d'avoine à cuisson rapide

- 2 tasses de lait (lait de vache, lait végétal ou eau)

- 1 tasse de baies mélangées (fraises, myrtilles, framboises)

- 2 cuillères à soupe de miel ou de sirop d'érable (facultatif)

- 1 cuillère à soupe de graines de chia (facultatif)

- Une pincée de sel

- Garnitures au choix : noix hachées, graines de tournesol, yaourt grec

Instructions :

1. Dans une casserole, portez le lait (ou l'eau) à ébullition.

2. Ajoutez les flocons d'avoine à la casserole en remuant.

3. Réduisez le feu à moyen-doux et laissez mijoter les

flocons d'avoine pendant environ 3 à 5 minutes, en remuant de temps en temps. Les flocons d'avoine devraient absorber le liquide et devenir crémeux.

4. Ajoutez une pincée de sel pendant la cuisson pour rehausser la saveur.

5. Une fois que les flocons d'avoine sont cuits et crémeux, retirez la casserole du feu.

6. Ajoutez les baies mélangées dans la casserole avec les flocons d'avoine. Mélangez délicatement pour incorporer les baies.

7. Si désiré, ajoutez le miel ou le sirop d'érable pour sucrer légèrement le porridge. Ajoutez également les graines de chia si vous en utilisez.

8. Répartissez le porridge aux baies mélangées dans des bols de service.

9. Garnissez le porridge avec des noix hachées, des graines de tournesol et/ou du yaourt grec, selon vos préférences.

10. Dégustez immédiatement votre délicieux porridge aux baies mélangées.

Information Nutritionnelle par Portion:

- Calories : 300

- Protéines : 10 g

- Lipides : 6 g

- Glucides : 55 g

- Fibres : 8 g

Salade aux Baies et Épinards avec Poulet Grillé :

Description du Repas : La salade aux baies et épinards avec poulet grillé est une option légère et nutritive qui associe la fraîcheur des baies et des épinards avec la protéine maigre du poulet grillé. Les baies apportent une touche sucrée et des antioxydants, tandis que le poulet grillé ajoute de la satisfaction et de la satiété. Cette recette est parfaite pour un déjeuner équilibré ou un dîner léger.

Ingrédients (pour 2 portions) :

- 2 poitrines de poulet, coupées en lanières
- 4 tasses d'épinards frais, lavés et séchés
- 1 tasse de baies mélangées (fraises, myrtilles, framboises)
- 1/4 de tasse de noix hachées (noix, amandes, noix de cajou)
- 1/4 de tasse de fromage de chèvre émietté
- Vinaigrette légère à base d'huile d'olive et de vinaigre balsamique
- Sel et poivre noir, au goût

Instructions :

1. Préchauffez le gril à feu moyen.

2. Assaisonnez les lanières de poulet avec du sel et du poivre noir.

3. Placez les lanières de poulet sur le gril chaud et faites-les cuire pendant environ 4-5 minutes de chaque côté, jusqu'à ce qu'elles soient bien cuites et aient des marques de grillage. Retirez le poulet du gril et réservez.

4. Dans un grand saladier, mélangez les épinards

frais lavés avec les baies mélangées.

5. Ajoutez les lanières de poulet grillé sur le dessus de la salade.

6. Saupoudrez la salade avec les noix hachées et le fromage de chèvre émietté.

7. Arrosez la salade avec la vinaigrette légère à base d'huile d'olive et de vinaigre balsamique. Utilisez la quantité de vinaigrette selon vos préférences.

8. Mélangez tous les ingrédients délicatement pour enrober la salade de vinaigrette.

9. Répartissez la salade aux baies et épinards avec poulet grillé dans des assiettes de service.

10. Dégustez immédiatement votre délicieuse salade aux baies et épinards avec poulet grillé.

Information Nutritionnelle par Portion:

- Calories : 350

- Protéines : 30 g

- Lipides : 18 g

- Glucides : 20 g

- Fibres : 6 g

Confiture aux Baies et Graines de Chia :

Description du Repas : La confiture aux baies et graines de chia est une alternative plus saine et naturelle à la confiture traditionnelle. Les baies sucrées apportent une saveur fruitée délicieuse, tandis que les graines de chia ajoutent une texture et une épaisseur agréables. Cette confiture est parfaite pour tartiner sur du pain grillé, des crêpes, des gaufres ou pour accompagner le yaourt ou les desserts.

Ingrédients :

- 2 tasses de baies mélangées (fraises, myrtilles, framboises, mûres)
- 2 cuillères à soupe de graines de chia
- 2 cuillères à soupe de miel ou de sirop d'érable (facultatif, selon la douceur désirée)
- 1 cuillère à soupe de jus de citron frais

Instructions :

1. Dans une casserole, faites chauffer les baies mélangées à feu moyen. Vous pouvez utiliser des baies fraîches ou congelées.

2. Laissez les baies mijoter pendant quelques minutes jusqu'à ce qu'elles commencent à libérer leurs jus et à ramollir.

3. Écrasez légèrement les baies à l'aide d'une cuillère en bois ou d'un écrase-purée pour obtenir une consistance plus lisse tout en laissant quelques morceaux.

4. Ajoutez les graines de chia dans la casserole avec les baies écrasées. Mélangez bien pour incorporer les graines de chia.

5. Laissez la confiture mijoter pendant environ 10 à 15 minutes, en remuant régulièrement. Les graines de chia absorberont une partie du liquide et aideront à épaissir la confiture.

6. Si vous le souhaitez, ajoutez le miel ou le sirop d'érable pour sucrer légèrement la confiture. Ajoutez également le jus de citron pour équilibrer les saveurs et ajouter une note de fraîcheur.

7. Continuez à faire mijoter la confiture jusqu'à ce qu'elle atteigne la consistance désirée. Plus vous laisserez mijoter, plus la confiture épaissira.

8. Une fois que la confiture a épaissi et que les saveurs sont bien mélangées, retirez la casserole du feu.

9. Laissez refroidir la confiture aux baies et graines de chia pendant quelques minutes.

10. Transférez la confiture refroidie dans un bocal en verre propre et hermétique. Laissez-la refroidir complètement avant de la réfrigérer.

11. Conservez la confiture au réfrigérateur. Elle se conservera pendant environ une semaine.

12. Tartinez la confiture aux baies et graines de chia sur du pain grillé, des crêpes, des gaufres ou utilisez-la comme garniture pour le yaourt ou les desserts.

Bol de Petit-Déjeuner aux Baies et Quinoa :

Description du Repas : Le bol de petit-déjeuner aux baies et quinoa est une option nutritive et délicieuse pour commencer la journée avec énergie. Les baies sucrées et le quinoa riche en protéines se combinent pour créer un petit-déjeuner équilibré et satisfaisant. Ce bol est agrémenté de garnitures saines pour une expérience matinale savoureuse.

Ingrédients (pour 2 portions) :

- 1/2 tasse de quinoa sec

- 1 tasse d'eau

- 1 tasse de lait (lait de vache, lait végétal)

- 1 tasse de baies mélangées (fraises, myrtilles, framboises, mûres)
- 1 cuillère à soupe de miel ou de sirop d'érable (facultatif, selon la douceur désirée)
- 2 cuillères à soupe de graines de chia
- Noix hachées (amandes, noix, noix de cajou), pour la garniture
- Yaourt grec nature, pour la garniture
- Menthe fraîche, pour la garniture

Instructions :

1. Rincez le quinoa à l'eau froide.

2. Dans une casserole, portez 1 tasse d'eau à ébullition. Ajoutez le quinoa rincé, réduisez le feu à doux, couvrez et laissez mijoter pendant environ 15 minutes, jusqu'à ce que le quinoa soit tendre et ait absorbé l'eau.

3. Dans la même casserole, ajoutez le lait et les baies mélangées. Mélangez bien et laissez mijoter pendant quelques minutes jusqu'à ce que les baies commencent à ramollir.

4. Ajoutez les graines de chia dans la casserole avec le quinoa et les baies. Mélangez bien pour incorporer les graines de chia.

5. Si vous le souhaitez, ajoutez le miel ou le sirop d'érable pour sucrer légèrement le mélange. Mélangez pour bien répartir le sucre.

6. Laissez mijoter le mélange pendant quelques minutes supplémentaires pour que les saveurs se mélangent et que les graines de chia absorbent le

liquide.

7. Une fois que le mélange est bien mélangé et chauffé, retirez la casserole du feu.

8. Répartissez le mélange de quinoa et baies dans des bols de service.

9. Garnissez chaque bol avec des noix hachées, une cuillère à soupe de yaourt grec et des feuilles de menthe fraîche.

10. Dégustez immédiatement votre délicieux bol de petit-déjeuner aux baies et quinoa.

Information Nutritionnelle par Portion :

- Calories : 300

- Protéines : 10 g

- Lipides : 8 g

- Glucides : 50 g

- Fibres : 8 g

Smoothie aux Baies et Épinards :

Description du Repas : Le smoothie aux baies et épinards est une boisson rafraîchissante et saine qui allie la douceur des baies aux bienfaits nutritifs des épinards. Les baies apportent une saveur fruitée délicieuse, tandis que les épinards ajoutent des vitamines et des minéraux essentiels. Ce smoothie est idéal pour un petit-déjeuner rapide ou une collation énergisante.

Ingrédients (pour 2 portions) :

- 1 tasse de baies mélangées (fraises, myrtilles, framboises, mûres)

- 1 tasse d'épinards frais, lavés et séchés

- 1 banane mûre, coupée en morceaux
- 1/2 tasse de yaourt grec nature
- 1 tasse de lait (lait de vache, lait végétal)
- 1 cuillère à soupe de miel ou de sirop d'érable (facultatif, selon la douceur désirée)
- Glace, pour l'épaisseur et la fraîcheur (facultatif)
- Grainées de chia, pour la garniture (facultatif)

Instructions :

1. Dans un mixeur, ajoutez les baies mélangées, les épinards, les morceaux de banane, le yaourt grec et le lait.

2. Si vous le souhaitez, ajoutez le miel ou le sirop d'érable pour sucrer légèrement le smoothie.

3. Ajoutez de la glace si vous désirez un smoothie plus frais et plus épais. La quantité de glace dépend de vos préférences.

4. Mixez tous les ingrédients jusqu'à obtenir un mélange lisse et homogène.

5. Goûtez le smoothie et ajustez la quantité de sucre si nécessaire.

6. Versez le smoothie aux baies et épinards dans des verres de service.

7. Si désiré, saupoudrez le smoothie de graines de chia pour ajouter une touche de texture et de nutrition.

8. Dégustez immédiatement votre délicieux smoothie aux baies et épinards.

Saumon au Citron et Herbes au Four :

Description du Repas : Le saumon au citron et herbes au four est un plat savoureux et sain qui met en valeur la délicatesse du saumon avec des saveurs fraîches d'agrumes et d'herbes. Le citron ajoute une touche d'acidité et les herbes apportent une profondeur de saveur subtile. Ce plat est facile à préparer et constitue une option élégante pour un repas équilibré.

Ingrédients (pour 2 portions) :

- 2 filets de saumon, d'environ 6 oz (170 g) chacun

- Jus et zeste d'un citron

- 2 cuillères à soupe d'huile d'olive

- 2 gousses d'ail, hachées

- 1 cuillère à soupe d'herbes fraîches hachées (persil, aneth, ciboulette, thym)

- Sel et poivre noir, au goût

- Tranches de citron et brins d'herbes, pour la garniture

Instructions :

1. Préchauffez le four à 180°C (350°F).

2. Dans un bol, mélangez le jus et le zeste du citron avec l'huile d'olive, l'ail haché, les herbes fraîches, du sel et du poivre noir.

3. Placez les filets de saumon dans un plat allant au four.

4. Versez le mélange d'huile d'olive et de citron sur les filets de saumon, en veillant à bien les enrober.

5. Laissez mariner les filets de saumon pendant environ 15-20 minutes pour permettre aux

saveurs de se développer.

6. Placez le plat au four et faites cuire le saumon pendant environ 15-20 minutes, ou jusqu'à ce que le saumon soit opaque et s'effeuille facilement à la fourchette.

7. Pendant la cuisson, arrosez occasionnellement le saumon avec le mélange d'huile d'olive et de citron du fond du plat pour l'empêcher de sécher.

8. Une fois cuit, sortez le plat du four et laissez reposer quelques minutes.

9. Transférez les filets de saumon dans des assiettes de service.

10. Garnissez chaque filet de saumon avec des tranches de citron et des brins d'herbes fraîches pour une présentation attrayante.

11. Servez le saumon au citron et herbes au four avec des accompagnements de votre choix, tels que des légumes cuits à la vapeur ou une salade.

12. Dégustez immédiatement votre délicieux saumon au citron et herbes au four.

Information Nutritionnelle par Portion:

- Calories : 300

- Protéines : 30 g

- Lipides : 18 g

- Glucides : 5 g

- Fibres : 1 g

Wraps de Salade de Thon dans des Feuilles de Laitue :

Description du Repas : Les wraps de salade de thon dans des

feuilles de laitue sont une option légère et savoureuse pour un déjeuner ou un dîner rapide. La salade de thon fraîche est enveloppée dans des feuilles de laitue croquantes pour une alternative légère aux wraps traditionnels. Cette recette est parfaite pour ceux qui cherchent un repas frais et équilibré.

Ingrédients (pour 2 portions) :

- 1 boîte de thon en conserve (en eau ou en huile), égoutté
- 1/4 de tasse de céleri, coupé en petits dés
- 1/4 de tasse d'oignon rouge, haché finement
- 2 cuillères à soupe de mayonnaise légère
- 1 cuillère à soupe de moutarde de Dijon
- Jus de citron, au goût
- Sel et poivre noir, au goût
- Feuilles de laitue (laitue iceberg, laitue romaine, laitue à feuilles de chêne)

Instructions :

1. Dans un bol, mélangez le thon égoutté avec le céleri coupé en dés et l'oignon rouge haché.
2. Ajoutez la mayonnaise légère et la moutarde de Dijon dans le bol avec le mélange de thon. Mélangez bien pour combiner tous les ingrédients.
3. Ajoutez quelques gouttes de jus de citron pour rehausser la saveur. Assaisonnez la salade de thon avec du sel et du poivre noir selon vos préférences.
4. Mélangez tous les ingrédients jusqu'à obtenir une

salade de thon bien mélangée.

5. Prenez des feuilles de laitue lavées et séchées pour servir de base aux wraps.

6. Répartissez la salade de thon dans les feuilles de laitue, en plaçant environ 2-3 cuillères à soupe de salade au centre de chaque feuille.

7. Enroulez les feuilles de laitue autour de la salade de thon pour former des wraps.

8. Si désiré, ajoutez quelques gouttes de jus de citron supplémentaire sur les wraps pour une saveur fraîche.

9. Servez les wraps de salade de thon dans des assiettes de service.

10. Dégustez immédiatement vos délicieux wraps de salade de thon dans des feuilles de laitue.

Information Nutritionnelle par Portion:

- Calories : 150

- Protéines : 15 g

- Lipides : 8 g

- Glucides : 5 g

- Fibres : 1 g

Morue Grillée Glacée au Miso :

Description du Repas : La morue grillée glacée au miso est un plat délicieux et parfumé qui marie la tendreté du poisson avec les saveurs umami du miso. Le glaçage au miso ajoute une touche sucrée et salée, tandis que la cuisson au grill apporte une légère caramélisation. Ce plat est parfait pour un dîner savoureux et élégant.

Ingrédients (pour 2 portions) :

- 2 filets de morue (environ 6 oz / 170 g chacun)
- 2 cuillères à soupe de pâte de miso (blanc ou rouge)
- 1 cuillère à soupe de sirop d'érable ou de miel
- 1 cuillère à soupe de sauce soja (basse teneur en sodium)
- 1 cuillère à café de vinaigre de riz
- 1 gousse d'ail, hachée
- 1 cuillère à café d'huile de sésame
- Graines de sésame grillées, pour la garniture
- Ciboulette fraîche hachée, pour la garniture

Instructions :

1. Préparez la marinade en mélangeant la pâte de miso, le sirop d'érable (ou le miel), la sauce soja, le vinaigre de riz, l'ail haché et l'huile de sésame dans un bol.

2. Enduisez les filets de morue avec la marinade, en veillant à bien les enrober. Laissez mariner pendant environ 20-30 minutes au réfrigérateur.

3. Préchauffez le gril à feu moyen-élevé et huilez légèrement la grille pour éviter que le poisson ne colle.

4. Placez les filets de morue marinés sur le gril préchauffé, côté peau vers le bas.

5. Faites griller les filets de morue pendant environ 4-5 minutes de chaque côté, en les badigeonnant régulièrement avec la marinade restante.

6. Pendant la cuisson, assurez-vous de surveiller attentivement le poisson pour éviter de le surcuire.

7. Une fois que la morue est bien cuite et légèrement caramélisée, retirez-la du gril.

8. Transférez les filets de morue grillée glacée au miso dans des assiettes de service.

9. Garnissez chaque filet de morue avec des graines de sésame grillées et de la ciboulette fraîche hachée pour une présentation attrayante.

10. Servez la morue grillée glacée au miso avec des accompagnements de votre choix, tels que du riz, des légumes grillés ou une salade.

11. Dégustez immédiatement votre délicieuse morue grillée glacée au miso.

Information Nutritionnelle par Portion:

- Calories : 250
- Protéines : 30 g
- Lipides : 10 g
- Glucides : 10 g
- Fibres : 1 g

Thon Sésame Saisi :

Description du Repas : Le thon sésame saisi est un plat délicieux et élégant mettant en valeur la fraîcheur du thon avec une croûte de graines de sésame croustillante et parfumée. Le thon est saisi rapidement pour conserver sa tendreté et sa saveur. Ce plat est idéal pour les amateurs de poisson qui recherchent une expérience gustative raffinée.

Ingrédients (pour 2 portions) :

- 2 steaks de thon, d'environ 6 oz (170 g) chacun
- 2 cuillères à soupe de graines de sésame
- 1 cuillère à soupe de sauce soja (basse teneur en sodium)
- 1 cuillère à café d'huile de sésame
- 1 cuillère à café de miel
- 1 cuillère à café de jus de citron
- Poivre noir moulu, au goût
- Sel, au goût
- Huile végétale, pour la cuisson

Instructions :

1. Dans un bol, mélangez les graines de sésame, la sauce soja, l'huile de sésame, le miel, le jus de citron, du poivre noir moulu et une pincée de sel.

2. Enduisez les steaks de thon avec le mélange de graines de sésame, en pressant légèrement pour faire adhérer les graines.

3. Laissez les steaks de thon reposer dans la marinade pendant environ 10-15 minutes pour permettre aux saveurs de se développer.

4. Préchauffez une poêle antiadhésive à feu moyen-élevé et ajoutez une petite quantité d'huile végétale.

5. Lorsque la poêle est chaude, ajoutez les steaks de thon et faites cuire pendant environ 1 à 2 minutes de chaque côté, en fonction de l'épaisseur des steaks et de votre préférence de cuisson (saignant à mi-cuit).

6. Pendant la cuisson, assurez-vous de surveiller attentivement le thon pour éviter de le surcuire. Les bords des steaks doivent être légèrement dorés et les graines de sésame croustillantes.

7. Une fois que le thon est cuit à votre goût, retirez les steaks de la poêle.

8. Transférez les steaks de thon sésame saisi dans des assiettes de service.

9. Servez le thon sésame saisi avec des accompagnements de votre choix, tels que du riz, des légumes sautés ou une salade.

10. Dégustez immédiatement votre délicieux thon sésame saisi.

Information Nutritionnelle par Portion:

- Calories : 250

- Protéines : 30 g

- Lipides : 10 g

- Glucides : 5 g

- Fibres : 1 g

Salade Méditerranéenne aux Sardines :

Description du Repas : La salade méditerranéenne aux sardines est une délicieuse combinaison d'ingrédients frais et savoureux inspirés de la cuisine méditerranéenne. Les sardines riches en oméga-3 sont associées à des légumes croquants, des olives et des herbes aromatiques pour créer une salade équilibrée et pleine de saveurs. Ce plat est parfait pour un déjeuner sain et nourrissant.

Ingrédients (pour 2 portions) :

- 1 boîte de sardines en conserve (à l'huile d'olive ou à l'eau), égouttées
- 2 tasses de laitue mélangée (laitue romaine, laitue iceberg, épinards, etc.), lavée et séchée
- 1/2 concombre, coupé en tranches fines
- 1/2 poivron rouge, coupé en dés
- 1/4 d'oignon rouge, émincé
- 1/4 de tasse d'olives Kalamata, dénoyautées
- 1/4 de tasse de tomates cerises, coupées en moitiés
- 2 cuillères à soupe de feta émiettée
- 2 cuillères à soupe d'huile d'olive extra vierge
- Jus de citron frais, au goût
- Herbes fraîches hachées (persil, menthe, origan), pour la garniture
- Sel et poivre noir, au goût

Instructions :

1. Dans un grand saladier, disposez la laitue mélangée pour servir de base à la salade.

2. Ajoutez les tranches de concombre, les dés de poivron rouge, les lamelles d'oignon rouge, les olives Kalamata et les tomates cerises sur la laitue.

3. Disposez les sardines égouttées sur la salade, en les émiettant légèrement avec une fourchette.

4. Saupoudrez la feta émiettée sur la salade pour une touche de saveur salée.

5. Dans un petit bol, mélangez l'huile d'olive extra vierge avec du jus de citron frais pour créer une vinaigrette légère. Assaisonnez avec du sel et du poivre noir.

6. Arrosez la salade méditerranéenne aux sardines avec la vinaigrette, en veillant à bien enrober tous les ingrédients.

7. Garnissez la salade avec des herbes fraîches hachées, telles que le persil, la menthe ou l'origan, pour une saveur aromatique.

8. Mélangez tous les ingrédients délicatement pour bien répartir la vinaigrette et les saveurs.

9. Répartissez la salade méditerranéenne aux sardines dans des assiettes de service.

10. Dégustez immédiatement votre délicieuse salade méditerranéenne aux sardines.

Information Nutritionnelle par Portion:

- Calories : 250

- Protéines : 20 g

- Lipides : 15 g

- Glucides : 10 g

- Fibres : 3 g

Tenders de Poulet en Croûte de Noix :

Description du Repas : Les tenders de poulet en croûte de noix offrent une expérience gustative croustillante et savoureuse. Les noix hachées apportent une texture délicieuse à l'extérieur, tandis que le poulet reste tendre à l'intérieur. Ce plat est parfait pour un dîner équilibré et délicieux.

Ingrédients (pour 2 portions) :

- 2 filets de poulet tenders, coupés en lanières
- 1/2 tasse de noix hachées (noix de Grenoble, noix de pécan, noix de cajou)
- 1/4 de tasse de chapelure (de blé entier ou panko)
- 1 cuillère à soupe de parmesan râpé (facultatif, pour la saveur)
- 1 cuillère à café d'assaisonnement (paprika, herbes séchées, ail en poudre, etc.)
- Sel et poivre noir, au goût
- 1 œuf, battu
- Huile d'olive ou de cuisson, pour la cuisson

Instructions :

1. Préchauffez votre four à 200°C (400°F).
2. Dans un bol, mélangez les noix hachées, la chapelure, le parmesan râpé (si utilisé), l'assaisonnement, du sel et du poivre noir.
3. Trempez chaque lanière de poulet dans l'œuf battu, en veillant à bien enrober toute la surface.
4. Enrobez ensuite chaque lanière de poulet avec le mélange de noix et de chapelure, en appuyant légèrement pour que la croûte adhère bien.
5. Disposez les tenders de poulet en croûte de noix sur une plaque de cuisson légèrement huilée ou recouverte de papier sulfurisé.
6. Arrosez légèrement les tenders de poulet d'un filet d'huile d'olive ou de cuisson pour les aider à dorer

pendant la cuisson.

7. Faites cuire les tenders de poulet au four préchauffé pendant environ 15-20 minutes, jusqu'à ce qu'ils soient dorés et parfaitement cuits à l'intérieur.

8. Assurez-vous de surveiller attentivement les tenders pendant la cuisson pour éviter de les surcuire.

9. Une fois cuits, retirez les tenders de poulet en croûte de noix du four.

10. Transférez les tenders de poulet dans des assiettes de service.

11. Servez les tenders de poulet en croûte de noix avec des accompagnements de votre choix, comme des légumes cuits à la vapeur, une salade ou des frites de patates douces.

12. Dégustez immédiatement vos tenders de poulet en croûte de noix croustillants et délicieux.

Information Nutritionnelle par Portion:

- Calories : 220

- Protéines : 24 g

- Lipides : 12 g

- Glucides : 5 g

- Fibres : 2 g

Pudding aux Graines de Chia :

Description du Repas : Le pudding aux graines de chia est une délicieuse option de dessert ou de collation saine, crémeuse et riche en nutriments. Préparé avec des graines de chia, du lait et des ingrédients aromatisants, ce pudding est simple à réaliser et peut être personnalisé selon vos préférences. Parfait pour satisfaire une envie sucrée tout en fournissant des bienfaits nutritionnels.

Ingrédients (pour 2 portions) :

- 1/4 de tasse de graines de chia
- 1 tasse de lait (lait de vache, lait d'amande, lait de coco, etc.)
- 1 cuillère à soupe de miel ou de sirop d'érable (facultatif, pour sucrer)
- 1/2 cuillère à café d'extrait de vanille (facultatif, pour la saveur)
- Fruits frais (fraises, framboises, mangue, etc.) pour la garniture
- Noix ou graines (amandes, noix, noix de coco) pour la garniture

Instructions :

1. Dans un bol, mélangez les graines de chia, le lait, le miel (ou le sirop d'érable) et l'extrait de vanille (si utilisé).
2. Remuez bien pour vous assurer que les graines de chia sont bien réparties dans le liquide.
3. Laissez reposer le mélange pendant environ 10 minutes, en remuant à quelques reprises pour éviter les grumeaux.
4. Couvrez le bol et placez-le au réfrigérateur pendant au moins 2 heures ou toute une nuit. Les graines de chia absorberont le liquide et épaissiront la préparation.

5. Avant de servir, remuez à nouveau le pudding pour assurer une texture homogène.

6. Répartissez le pudding aux graines de chia dans des verres ou des bols de service.

7. Garnissez chaque portion avec des fruits frais et des noix ou graines pour ajouter de la saveur et de la texture.

8. Dégustez immédiatement votre délicieux pudding aux graines de chia ou conservez-le au réfrigérateur pour une dégustation ultérieure.

Information Nutritionnelle par Portion :

- Calories : 180

- Protéines : 5 g

- Lipides : 10 g

- Glucides : 15 g

- Fibres : 8 g

Salade de Quinoa au Sésame :

Description du Repas : La salade de quinoa au sésame est une option savoureuse et nutritive qui marie la légèreté du quinoa avec la richesse des saveurs de sésame. Cette salade colorée est agrémentée de légumes croquants et de vinaigrette au sésame, créant ainsi un plat équilibré et délicieusement satisfaisant.

Ingrédients (pour 2 portions) :

- 1 tasse de quinoa, rincé et égoutté

- 2 tasses d'eau ou de bouillon de légumes

- 1/4 de tasse de graines de sésame grillées

- 1/2 concombre, coupé en dés

- 1/2 poivron rouge, coupé en dés
- 1/4 d'oignon rouge, émincé
- 1/4 de tasse de pois chiches cuits (en conserve, rincés et égouttés)
- 2 cuillères à soupe de persil frais, haché
- 2 cuillères à soupe de coriandre fraîche, hachée (facultatif)
- Jus de 1 citron
- 2 cuillères à soupe d'huile d'olive
- 1 cuillère à soupe de vinaigre de cidre (ou vinaigre balsamique)
- Sel et poivre noir, au goût

Instructions :

1. Dans une casserole, portez 2 tasses d'eau ou de bouillon de légumes à ébullition. Ajoutez le quinoa et réduisez le feu à moyen-doux. Couvrez et laissez mijoter pendant environ 15-20 minutes, ou jusqu'à ce que le quinoa soit cuit et que les germes se soient détachés. Égouttez si nécessaire.

2. Pendant que le quinoa cuit, préparez les légumes. Dans un grand bol, mélangez le concombre, le poivron rouge, l'oignon rouge, les pois chiches cuits, le persil frais et la coriandre hachée (si utilisée).

3. Dans un petit bol, préparez la vinaigrette en mélangeant le jus de citron, l'huile d'olive, le vinaigre de cidre, du sel et du poivre noir. Fouettez bien pour bien incorporer les ingrédients.

4. Lorsque le quinoa est cuit et refroidi, ajoutez-le au mélange de légumes dans le grand bol.

5. Versez la vinaigrette sur la salade de quinoa au sésame et mélangez délicatement pour enrober tous les ingrédients.

6. Ajoutez les graines de sésame grillées à la salade et mélangez à nouveau.

7. Goûtez et ajustez l'assaisonnement selon vos préférences en ajoutant plus de sel, de poivre ou de jus de citron si nécessaire.

8. Répartissez la salade de quinoa au sésame dans des assiettes de service.

9. Dégustez immédiatement votre délicieuse salade de quinoa au sésame, ou conservez-la au réfrigérateur pour une dégustation ultérieure.

Information Nutritionnelle par Portion:

- Calories : 280

- Protéines : 8 g

- Lipides : 12 g

- Glucides : 35 g

- Fibres : 6 g

Salade d'Épinards et de Fraises :

Description du Repas : La salade d'épinards et de fraises est une combinaison délicieuse et rafraîchissante de saveurs sucrées et salées. Les épinards frais sont associés à des fraises juteuses, des noix croquantes et du fromage pour créer une salade équilibrée et pleine de saveurs. Cette salade légère est parfaite pour une entrée fraîche ou comme accompagnement coloré.

Ingrédients (pour 2 portions) :

- 4 tasses d'épinards frais, lavés et égouttés
- 1 tasse de fraises, coupées en tranches
- 1/4 de tasse de noix (amandes, noix, noix de cajou, etc.), hachées
- 1/4 de tasse de fromage de chèvre ou de feta, émietté
- 2 cuillères à soupe de vinaigre balsamique
- 2 cuillères à soupe d'huile d'olive extra vierge
- 1 cuillère à soupe de miel
- 1 cuillère à soupe de graines de sésame (facultatif, pour la garniture)
- Sel et poivre noir, au goût

Instructions :

1. Dans un grand saladier, disposez les épinards frais lavés et égouttés pour servir de base à la salade.

2. Répartissez les tranches de fraises sur les épinards.

3. Saupoudrez les noix hachées sur la salade pour ajouter de la croquant et de la texture.

4. Émiettez le fromage de chèvre ou de feta sur la salade pour une touche de saveur salée.

5. Dans un petit bol, préparez la vinaigrette en mélangeant le vinaigre balsamique, l'huile d'olive extra vierge, le miel, du sel et du poivre noir. Fouettez bien pour bien incorporer les ingrédients.

6. Versez la vinaigrette sur la salade d'épinards et de fraises.

7. Si désiré, saupoudrez des graines de sésame sur la salade pour ajouter une touche de croquant et de saveur.

8. Mélangez tous les ingrédients délicatement pour bien enrober la salade de vinaigrette.

9. Répartissez la salade d'épinards et de fraises dans des assiettes de service.

10. Dégustez immédiatement votre délicieuse salade d'épinards et de fraises, idéalement fraîche.

Information Nutritionnelle par:

- Calories : 220

- Protéines : 5 g

- Lipides : 16 g

- Glucides : 15 g

- Fibres : 4 g

Sauté de Chou Frisé et de Pois Chiches :

Description du Repas : Le sauté de chou frisé et de pois chiches est un plat végétarien savoureux et nutritif qui associe la robustesse du chou frisé aux protéines des pois chiches. Ce sauté est rehaussé de saveurs grâce à une combinaison d'assaisonnements et d'épices, créant ainsi un plat équilibré et satisfaisant.

Ingrédients (pour 2 portions) :

- 4 tasses de chou frisé, lavé, équeuté et déchiré en morceaux

- 1 boîte de pois chiches cuits (environ 15 oz), rincés

et égouttés

- 1/2 oignon rouge, émincé
- 2 gousses d'ail, hachées
- 1 cuillère à soupe d'huile d'olive
- 1 cuillère à café de cumin en poudre
- 1/2 cuillère à café de paprika
- 1/4 de cuillère à café de flocons de piment rouge (facultatif, pour plus de chaleur)
- Jus de 1/2 citron
- Sel et poivre noir, au goût
- Grain de sésame (facultatif, pour la garniture)

Instructions :

1. Dans une poêle à feu moyen, faites chauffer l'huile d'olive.

2. Ajoutez l'oignon rouge émincé à la poêle et faites revenir pendant environ 2-3 minutes, jusqu'à ce qu'il devienne translucide.

3. Ajoutez les gousses d'ail hachées à la poêle et faites sauter pendant environ 1 minute, jusqu'à ce qu'elles deviennent parfumées.

4. Incorporer le chou frisé dans la poêle et mélangez-le avec l'oignon et l'ail. Faites sauter pendant quelques minutes jusqu'à ce que le chou frisé commence à ramollir.

5. Ajoutez les pois chiches cuits à la poêle et mélangez-les avec les autres ingrédients.

6. Saupoudrez de cumin en poudre, de paprika et

de flocons de piment rouge (si utilisés) sur le mélange dans la poêle. Assaisonnez avec du sel et du poivre noir selon vos préférences.

7. Continuez à faire sauter le mélange pendant encore 5-7 minutes, jusqu'à ce que le chou frisé soit bien cuit et tendre, et que les pois chiches soient réchauffés.

8. Avant de retirer du feu, arrosez le sauté de chou frisé et de pois chiches avec le jus de citron pour une touche de fraîcheur.

9. Transférez le sauté dans des assiettes de service.

10. Si désiré, saupoudrez de graines de sésame sur le dessus du sauté pour ajouter de la garniture et de la texture.

11. Dégustez immédiatement votre délicieux sauté de chou frisé et de pois chiches.

Information Nutritionnelle par Portion (environ) :

- Calories : 220

- Protéines : 10 g

- Lipides : 6 g

- Glucides : 35 g

- Fibres : 9 g

Champignons Portobello Farcis à l'Avocat et aux Épinards :

Description du Repas : Les champignons Portobello farcis à l'avocat et aux épinards sont une option délicieuse et nourrissante pour un plat principal ou un accompagnement élégant. Les champignons Portobello servent de base robuste pour une garniture crémeuse à base d'avocat et d'épinards. Ce plat allie des saveurs riches en nutriments et une présentation attrayante.

Ingrédients (pour 2 portions) :

- 2 gros champignons Portobello, nettoyés et équeutés

- 1 avocat mûr, coupé en dés

- 1 tasse d'épinards frais, hachés

- 1/4 d'oignon rouge, haché finement

- 2 gousses d'ail, hachées

- Jus de 1/2 citron

- 2 cuillères à soupe de fromage de chèvre ou de feta, émietté

- 1 cuillère à soupe d'huile d'olive

- Sel et poivre noir, au goût

- Pincée de flocons de piment rouge (facultatif, pour une touche de piquant)

- Persil frais, haché (pour la garniture)

Instructions :

1. Préchauffez le four à 200°C (400°F).

2. Dans un bol, mélangez les dés d'avocat avec le jus de citron pour éviter qu'ils ne s'oxydent et noircissent.

3. Dans une poêle à feu moyen, chauffez l'huile d'olive.

4. Ajoutez l'oignon rouge haché à la poêle et faites sauter pendant environ 2-3 minutes, jusqu'à ce qu'il devienne translucide.

5. Ajoutez les gousses d'ail hachées à la poêle et faites sauter pendant environ 1 minute, jusqu'à ce qu'elles deviennent parfumées.

6. Incorporer les épinards hachés dans la poêle et faites sauter pendant quelques minutes jusqu'à ce qu'ils commencent à se faner.

7. Ajoutez les dés d'avocat à la poêle et mélangez-les avec les autres ingrédients dans la poêle. Assaisonnez avec du sel, du poivre noir et des flocons de piment rouge (si utilisés) selon vos préférences.

8. Retirez du feu et laissez la garniture refroidir légèrement.

9. Sur une plaque de cuisson, placez les champignons Portobello équeutés, avec la face bombée vers le haut.

10. Remplissez chaque champignon Portobello avec la garniture à l'avocat et aux épinards.

11. Saupoudrez le fromage de chèvre ou de feta émietté sur le dessus de chaque champignon farci.

12. Faites cuire les champignons farcis au four préchauffé pendant environ 15-20 minutes, jusqu'à ce que les champignons soient tendres et la garniture bien chaude.

13. Avant de servir, saupoudrez de persil frais haché sur le dessus des champignons farcis.

14. Transférez les champignons farcis à l'avocat et aux épinards dans des assiettes de service.

15. Dégustez immédiatement vos délicieux champignons Portobello farcis.

Information Nutritionnelle par Portion:

- Calories : 220
- Protéines : 7 g
- Lipides : 15 g
- Glucides : 16 g
- Fibres : 7 g

Omelette aux Épinards et au Feta :

Description du Repas : L'omelette aux épinards et au feta est un petit-déjeuner sain et délicieux, riche en protéines et en saveurs. Les épinards frais ajoutent une touche de verdure et de nutriments, tandis que le fromage feta apporte une note salée et crémeuse. Cette omelette constitue un excellent moyen de commencer la journée avec énergie.

Ingrédients (pour 1 portion) :

- 3 œufs
- 1 tasse d'épinards frais, lavés et égouttés
- 1/4 de tasse de fromage feta, émietté
- 1/4 d'oignon rouge, émincé
- 1 cuillère à soupe d'huile d'olive
- Sel et poivre noir, au goût

Instructions :

1. Dans un bol, battez les œufs à l'aide d'une fourchette ou d'un fouet. Assaisonnez avec du sel et du poivre noir selon vos préférences.

2. Dans une poêle antiadhésive à feu moyen, chauffez l'huile d'olive.

3. Ajoutez l'oignon rouge émincé à la poêle et faites

sauter pendant environ 2-3 minutes, jusqu'à ce qu'il devienne translucide.

4. Incorporer les épinards frais lavés dans la poêle et faites-les sauter jusqu'à ce qu'ils commencent à se faner. Cela ne prendra que quelques minutes.

5. Réduisez légèrement la chaleur de la poêle à moyen-doux.

6. Versez les œufs battus dans la poêle, en les répartissant uniformément pour former une couche.

7. Laissez cuire doucement les œufs pendant quelques minutes, en inclinant légèrement la poêle et en soulevant les bords de l'omelette avec une spatule.

8. Une fois que les bords de l'omelette sont pris, répartissez le fromage feta émietté sur une moitié de l'omelette.

9. À l'aide de la spatule, pliez l'autre moitié de l'omelette par-dessus la moitié garnie de feta, formant ainsi une demi-lune.

10. Laissez cuire encore quelques instants jusqu'à ce que l'omelette soit bien prise et que le fromage feta soit légèrement fondu.

11. Glissez l'omelette aux épinards et au feta sur une assiette de service.

12. Servez immédiatement votre savoureuse omelette aux épinards et au feta.

Information Nutritionnelle:

- Calories : 300

- Protéines : 18 g

- Lipides : 22 g

- Glucides : 6 g

- Fibres : 2 g

Salade Grecque aux Légumes Feuillus :

Description du Repas : La salade grecque aux légumes feuillus est une version fraîche et nutritive de la célèbre salade grecque classique. Elle associe des légumes feuillus, des ingrédients méditerranéens et une vinaigrette aux herbes pour créer une salade colorée et riche en saveurs. Parfaite comme entrée ou comme accompagnement sain.

Ingrédients (pour 2 portions) :

- 4 tasses de légumes feuillus mélangés (laitue, épinards, roquette, etc.), lavés et égouttés

- 1/2 concombre, coupé en dés

- 1/2 poivron rouge, coupé en dés

- 1/4 d'oignon rouge, émincé

- 1/2 tasse de tomates cerises, coupées en deux

- 1/4 de tasse d'olives Kalamata, dénoyautées et coupées en rondelles

- 1/4 de tasse de fromage feta, émietté

- 2 cuillères à soupe d'huile d'olive extra vierge

- 1 cuillère à soupe de vinaigre de vin rouge

- 1 cuillère à café d'origan séché

- Sel et poivre noir, au goût

Instructions :

1. Dans un grand saladier, disposez les légumes feuillus mélangés lavés et égouttés pour servir de base à la salade.

2. Ajoutez les dés de concombre, les dés de poivron rouge, les rondelles d'oignon rouge, les tomates cerises coupées en deux et les olives Kalamata sur les légumes feuillus.

3. Saupoudrez le fromage feta émietté sur la salade pour une touche de saveur salée.

4. Dans un petit bol, préparez la vinaigrette en mélangeant l'huile d'olive extra vierge, le vinaigre de vin rouge, l'origan séché, du sel et du poivre noir. Fouettez bien pour bien incorporer les ingrédients.

5. Versez la vinaigrette sur la salade grecque aux légumes feuillus.

6. Mélangez tous les ingrédients délicatement pour bien enrober la salade de vinaigrette.

7. Répartissez la salade dans des assiettes de service.

8. Dégustez immédiatement votre délicieuse salade grecque aux légumes feuillus, idéalement fraîche.

Information Nutritionnelle par Portion:

- Calories : 220

- Protéines : 5 g

- Lipides : 18 g

- Glucides : 10 g

- Fibres : 4 g

Légumes Rôtis au Curcuma :

Description du Repas : Les Légumes Rôtis au Curcuma sont un accompagnement délicieux et sain, mettant en avant les bienfaits du curcuma. Les légumes variés sont enrobés d'une marinade au curcuma, créant une explosion de saveurs tout en préservant leur texture croustillante. Cette recette simple et colorée est parfaite pour agrémenter n'importe quel repas.

Ingrédients (pour 2-3 portions) :

- 2 tasses de légumes variés au choix (carottes, courgettes, poivrons, brocoli, etc.), coupés en morceaux
- 2 cuillères à soupe d'huile d'olive
- 1 cuillère à café de curcuma en poudre
- 1/2 cuillère à café de cumin en poudre
- 1/2 cuillère à café de paprika
- Sel et poivre noir, au goût
- Feuilles de coriandre fraîche (pour la garniture, facultatif)

Instructions :

1. Préchauffez le four à 200°C (400°F).
2. Dans un grand bol, mélangez l'huile d'olive avec le curcuma en poudre, le cumin en poudre, le paprika, du sel et du poivre noir.
3. Ajoutez les morceaux de légumes dans le bol et mélangez-les bien pour les enrober uniformément avec le mélange d'huile et d'épices.
4. Disposez les légumes en une seule couche sur une plaque de cuisson recouverte de papier

parchemin.

5. Faites rôtir les légumes au four préchauffé pendant environ 20-25 minutes, en les retournant à mi-cuisson, jusqu'à ce qu'ils soient dorés et tendres.

6. Une fois les légumes rôtis, retirez-les du four.

7. Transférez les légumes rôtis au curcuma dans un plat de service.

8. Si désiré, saupoudrez de feuilles de coriandre fraîche hachées sur le dessus des légumes rôtis pour ajouter une touche de saveur.

9. Servez immédiatement vos légumes rôtis au curcuma en accompagnement ou comme plat principal.

Information Nutritionnelle par Portion:

- Calories : 150

- Protéines : 2 g

- Lipides : 10 g

- Glucides : 15 g

- Fibres : 4 g

Sauté de Poulet au Gingembre et au Citron :

Description du Repas : Le Sauté de Poulet au Gingembre et au Citron est un plat dynamique et équilibré, mariant les saveurs éclatantes du gingembre et du citron avec la tendreté du poulet et des légumes croquants. Ce plat rapide à préparer offre une explosion de saveurs tout en étant nutritif et satisfaisant.

Ingrédients (pour 2-3 portions) :

- 2 poitrines de poulet, coupées en fines lanières
- 2 cuillères à soupe d'huile d'olive
- 2 cuillères à soupe de sauce soja
- Jus de 1 citron
- 2 cuillères à café de gingembre frais, râpé
- 2 gousses d'ail, hachées
- 1 tasse de légumes variés (poivrons, carottes, brocoli, etc.), coupés en fines lamelles
- 1 cuillère à soupe de miel (facultatif, pour adoucir)
- 2 cuillères à soupe d'eau
- Sel et poivre noir, au goût
- Graines de sésame (pour la garniture)
- Zeste de citron (pour la garniture)

Instructions :

1. Dans un bol, mélangez la sauce soja, le jus de citron, le gingembre râpé, l'ail haché et une pincée de poivre noir. Cela constituera la marinade.

2. Placez les lanières de poulet dans la marinade et laissez-les mariner pendant environ 15-20 minutes.

3. Dans une grande poêle ou un wok, chauffez l'huile d'olive à feu moyen-élevé.

4. Ajoutez les lanières de poulet marinées à la poêle et faites-les cuire jusqu'à ce qu'elles soient dorées et bien cuites, environ 5-7 minutes. Retirez le poulet de la poêle et réservez-le.

5. Dans la même poêle, ajoutez les légumes coupés

en fines lamelles. Faites sauter pendant quelques minutes jusqu'à ce qu'ils soient tendres mais encore croquants.

6. Dans un petit bol, mélangez le miel (si utilisé) avec de l'eau pour créer une sauce sucrée.

7. Ajoutez la sauce sucrée à la poêle avec les légumes et mélangez.

8. Remettez les lanières de poulet dans la poêle avec les légumes.

9. Assaisonnez avec du sel et du poivre noir selon vos préférences.

10. Continuez à faire sauter le mélange pendant quelques minutes pour bien enrober les lanières de poulet et les légumes de la sauce.

11. Avant de retirer du feu, saupoudrez de graines de sésame et de zeste de citron sur le sauté pour ajouter de la garniture et de la saveur.

12. Transférez le Sauté de Poulet au Gingembre et au Citron dans des assiettes de service.

13. Servez immédiatement votre délicieux Sauté de Poulet au Gingembre et au Citron avec du riz, des nouilles ou des légumes supplémentaires si désiré.

Information Nutritionnelle par Portion:

- Calories : 220

- Protéines : 20 g

- Lipides : 10 g

- Glucides : 12 g

- Fibres : 2 g

Wrap à l'Houmous et aux Légumes :

Description du Repas : Le Wrap à l'Houmous et aux Légumes est une option délicieuse et équilibrée pour un déjeuner sain et satisfaisant. L'houmous crémeux apporte une note de protéines végétales, tandis que les légumes frais ajoutent de la texture, de la saveur et des nutriments. Ce wrap est parfait pour ceux qui recherchent un repas rapide et portable, rempli de saveurs méditerranéennes.

Ingrédients (pour 1 wrap) :

- 1 tortilla de blé entier
- 1/4 de tasse d'houmous
- 1/2 tasse de légumes variés (concombre, tomates, poivrons, carottes, etc.), coupés en fines lamelles
- Quelques feuilles de laitue ou d'épinards frais
- Quelques rondelles d'oignon rouge
- Olives noires dénoyautées, tranchées (facultatif)
- Sel et poivre noir, au goût

Instructions :

1. Placez la tortilla de blé entier sur une surface propre et plane.
2. À l'aide d'une spatule, étalez uniformément l'houmous sur toute la surface de la tortilla.
3. Disposez les légumes coupés en fines lamelles sur l'houmous, en les répartissant au centre de la tortilla.
4. Ajoutez les feuilles de laitue ou d'épinards frais sur les légumes pour apporter de la fraîcheur.
5. Garnissez avec des rondelles d'oignon rouge et des

olives noires tranchées si vous le souhaitez.

6. Assaisonnez légèrement avec du sel et du poivre noir selon vos préférences.

7. Pour assembler le wrap, repliez les côtés gauche et droit de la tortilla vers le centre, puis roulez-la fermement de bas en haut.

8. Coupez le wrap en deux moitiés diagonalement pour une présentation attrayante.

9. Servez immédiatement votre savoureux Wrap à l'Houmous et aux Légumes, idéalement accompagné d'une salade ou de légumes supplémentaires.

Information Nutritionnelle par Wrap :

- Calories : 300

- Protéines : 8 g

- Lipides : 10 g

- Glucides : 45 g

- Fibres : 7 g

Tartine à l'Avocat et à la Tomate :

Description du Repas : La Tartine à l'Avocat et à la Tomate est une option délicieuse et équilibrée pour un petit-déjeuner sain et nourrissant. Cette combinaison de saveurs apporte crémeux de l'avocat et fraîcheur de la tomate, le tout sur une tranche de pain croustillant. Cette recette simple et colorée est parfaite pour commencer la journée avec énergie.

Ingrédients (pour 1 tartine) :

- 1 tranche de pain complet ou de pain aux céréales

- 1 avocat mûr, coupé en tranches
- 1/2 tomate, coupée en tranches fines
- Quelques feuilles de basilic frais (facultatif)
- Jus de citron
- Sel et poivre noir, au goût
- Flocons de piment rouge (facultatif, pour une touche épicée)

Instructions :

1. Faites griller la tranche de pain complet jusqu'à ce qu'elle soit croustillante et dorée.

2. Pendant ce temps, coupez l'avocat en deux, retirez le noyau et épluchez-le. Coupez l'avocat en tranches fines et arrosez-les d'un filet de jus de citron pour éviter qu'elles ne brunissent.

3. Disposez les tranches de tomate sur la tranche de pain grillé.

4. Placez les tranches d'avocat sur les tomates, en les superposant légèrement.

5. Si désiré, ajoutez quelques feuilles de basilic frais pour une touche de saveur supplémentaire.

6. Assaisonnez légèrement avec du sel et du poivre noir selon vos préférences.

7. Pour une note épicée, saupoudrez quelques flocons de piment rouge sur la tartine.

8. Servez immédiatement votre délicieuse Tartine à l'Avocat et à la Tomate, accompagnée d'un fruit frais ou d'une boisson chaude.

Information Nutritionnelle par Tartine :

- Calories : 220

- Protéines : 4 g

- Lipides : 15 g

- Glucides : 20 g

- Fibres : 6 g

Crème à l'Avocat et au Citron Vert :

Description du Repas : La Crème à l'Avocat et au Citron Vert est une sauce légère et pleine de saveurs qui ajoute une touche d'onctuosité et de fraîcheur à de nombreux plats. Cette préparation à base d'avocat crémeux et de zeste de citron vert est idéale pour agrémenter vos tacos, salades, légumes grillés et bien plus encore.

Ingrédients :

- 1 avocat mûr, épluché et dénoyauté

- Jus de 1 citron vert

- 1/4 de tasse de yaourt grec nature

- 1 gousse d'ail, émincée

- 2 cuillères à soupe de coriandre fraîche, hachée

- Sel et poivre noir, au goût

- Piment rouge en poudre (facultatif, pour une touche épicée)

- Eau (si nécessaire pour ajuster la consistance)

Instructions :

1. Dans un mixeur ou un robot culinaire, combinez l'avocat, le jus de citron vert, le yaourt grec, l'ail émincé et la coriandre fraîche.

2. Mixez le mélange jusqu'à obtenir une consistance

lisse et crémeuse. Si la crème est trop épaisse, ajoutez un peu d'eau pour obtenir la consistance désirée.

3. Assaisonnez la crème avec du sel, du poivre noir et du piment rouge en poudre selon vos préférences. Mixez à nouveau pour bien incorporer les assaisonnements.

4. Goûtez et ajustez les assaisonnements si nécessaire.

5. Transférez la Crème à l'Avocat et au Citron Vert dans un petit bol de service.

6. Utilisez cette crème pour napper vos tacos, tremper vos légumes ou accompagner vos plats préférés.

7. Vous pouvez également conserver la crème au réfrigérateur dans un récipient hermétique pendant quelques jours.

Information Nutritionnellepar Portion :

- Calories : 180

- Protéines : 4 g

- Lipides : 14 g

- Glucides : 10 g

- Fibres : 6 g

Salade Caprese à l'Avocat :

Description du Repas : La Salade Caprese à l'Avocat est une variation moderne et savoureuse de la célèbre salade italienne. Elle associe les saveurs classiques de la mozzarella, des tomates et du basilic avec la texture crémeuse de l'avocat. Cette salade légère et colorée est parfaite comme entrée rafraîchissante ou comme accompagnement délicieux.

Ingrédients (pour 2 portions) :

- 1 avocat mûr, épluché, dénoyauté et coupé en tranches
- 2 tomates mûres, coupées en tranches
- 125 g de mozzarella di bufala (mozzarella de bufflonne), coupée en tranches
- Feuilles de basilic frais
- 2 cuillères à café d'huile d'olive extra vierge
- Vinaigre balsamique (en option)
- Sel et poivre noir, au goût

Instructions :

1. Disposez les tranches d'avocat, de tomate et de mozzarella en alternance sur une assiette de service, en les superposant légèrement.

2. Insérez des feuilles de basilic frais entre les tranches pour ajouter une touche de saveur.

3. Arrosez délicatement la salade d'huile d'olive extra vierge. Si désiré, ajoutez un filet de vinaigre balsamique pour une note sucrée-acidulée.

4. Assaisonnez légèrement avec du sel et du poivre noir selon vos préférences.

5. Servez immédiatement votre succulente Salade Caprese à l'Avocat en entrée ou en accompagnement léger.

Information Nutritionnelle par Portion :

- Calories : 230

- Protéines : 10 g

- Lipides : 18 g

- Glucides : 8 g

- Fibres : 6 g

Tacos de Poisson en Croûte d'Amandes :

Description du Repas : Les Tacos de Poisson en Croûte d'Amandes sont une option légère et délicieuse pour un repas équilibré. Le poisson tendre est enrobé d'une croûte croustillante aux amandes, offrant une combinaison parfaite de textures et de saveurs. Garnis de légumes frais et d'une sauce légère, ces tacos sont un plaisir gourmand sain.

Ingrédients (pour 2 portions) :

- 2 filets de poisson blanc (cabillaud, tilapia, etc.)

- 1/4 de tasse d'amandes effilées

- 1/4 de tasse de chapelure de blé entier

- 1 cuillère à café de paprika

- Sel et poivre noir, au goût

- 1 œuf, battu

- 4 petites tortillas de maïs ou de blé entier

- 1 tasse de mélange de chou ou de laitue, émincé

- 1/2 avocat, coupé en tranches

- 1/4 de tasse de yogourt grec nature

- Jus de 1/2 citron vert

- Coriandre fraîche, hachée (pour la garniture)

Instructions :

1. Préchauffez le four à 200°C (400°F).

2. Dans un mixeur ou un robot culinaire, mélangez les amandes effilées, la chapelure, le paprika, le sel et le poivre noir. Mixez jusqu'à obtenir une texture fine et uniforme.

3. Trempez chaque filet de poisson dans l'œuf battu, puis enrobez-le du mélange d'amandes et de chapelure, en appuyant légèrement pour faire adhérer.

4. Placez les filets de poisson en croûte d'amandes sur une plaque de cuisson recouverte de papier sulfurisé. Vaporisez légèrement d'huile d'olive en spray.

5. Faites cuire au four pendant environ 15-20 minutes, ou jusqu'à ce que le poisson soit cuit et la croûte soit dorée et croustillante.

6. Pendant la cuisson du poisson, préparez la sauce en mélangeant le yogourt grec, le jus de citron vert, le sel et le poivre noir dans un petit bol.

7. Réchauffez les tortillas selon les instructions de l'emballage.

8. Pour assembler les tacos, placez un filet de poisson cuit au centre de chaque tortilla. Garnissez de mélange de chou ou de laitue, de tranches d'avocat et de sauce au yogourt.

9. Saupoudrez de coriandre fraîche hachée pour une touche de saveur.

10. Pliez les tortillas pour former les tacos.

11. Servez immédiatement vos savoureux Tacos de Poisson en Croûte d'Amandes, accompagnés de

quartiers de citron vert si désiré.

Information Nutritionnelle par Portion:

- Calories : 240

- Protéines : 20 g

- Lipides : 10 g

- Glucides : 20 g

- Fibres : 5 g

Flocons d'Avoine au Beurre de Noix - Recette pour la Nuit :

Description du Repas : Les Flocons d'Avoine au Beurre de Noix sont une option petit-déjeuner délicieuse et pratique. Préparés la veille, ces flocons d'avoine riches en fibres sont mélangés à un beurre de noix crémeux pour créer un repas équilibré et énergisant. Ajoutez-y des fruits frais et des graines pour une note de fraîcheur et de croquant.

Ingrédients (pour 1 portion) :

- 1/2 tasse de flocons d'avoine

- 1 cuillère à soupe de beurre de noix (amande, cacahuète, etc.)

- 1 cuillère à café de miel ou sirop d'érable

- 1/2 tasse de lait d'amande non sucré (ou autre lait végétal)

- 1/2 banane mûre, écrasée

- 1 cuillère à soupe de graines de chia (facultatif)

- 1/4 de tasse de fruits frais (baies, tranches de kiwi, etc.)

Instructions :

1. Dans un bocal ou un récipient hermétique, combinez les flocons d'avoine, le beurre de noix et le miel (ou sirop d'érable). Mélangez bien pour que les flocons d'avoine soient enrobés.

2. Ajoutez le lait d'amande et la banane écrasée. Mélangez à nouveau pour combiner tous les ingrédients.

3. Si vous le souhaitez, incorporez les graines de chia pour une texture plus épaisse et une dose supplémentaire de fibres.

4. Fermez hermétiquement le récipient et placez-le au réfrigérateur pendant toute la nuit, ou au moins pendant 4 heures, pour permettre aux flocons d'avoine de s'hydrater.

5. Le matin, retirez le récipient du réfrigérateur et donnez un bon mélange aux flocons d'avoine.

6. Garnissez les flocons d'avoine de fruits frais, comme des baies ou des tranches de kiwi.

7. Savourez vos délicieux Flocons d'Avoine au Beurre de Noix, prêts à être dégustés.

Information Nutritionnelle par Portion:

- Calories : 240

- Protéines : 8 g

- Lipides : 10 g

- Glucides : 32 g

- Fibres : 6 g

CONCLUSION

En somme, le Régime RAD se présente comme une approche nutritionnelle prometteuse pour améliorer la qualité de vie des personnes atteintes de Lipedema. En adoptant une alimentation équilibrée, axée sur la réduction de l'inflammation et la promotion de la circulation lymphatique, les individus peuvent potentiellement atténuer les symptômes douloureux et le gonflement associés à cette condition.

Toutefois, il est essentiel de souligner que le Régime RAD ne constitue pas une solution universelle ou une cure pour le Lipedema. Chaque personne réagit différemment, et il est crucial de consulter des professionnels de la santé, notamment des médecins et des diététiciens, avant de mettre en œuvre tout changement majeur dans son régime alimentaire.

Le parcours vers un mieux-être avec le Lipedema demande une approche holistique et personnalisée. Le Régime RAD peut être un élément clé de cette approche, aux côtés d'autres traitements médicaux et stratégies de gestion. En restant informé(e), en écoutant son corps et en travaillant en étroite collaboration avec des experts, les personnes touchées par le Lipedema peuvent aspirer à une amélioration significative de leur qualité de vie.

En fin de compte, la compréhension de son propre corps, l'adoption de choix alimentaires judicieux et la recherche constante d'un équilibre global sont les fondements sur lesquels repose l'efficacité potentielle du Régime RAD. En considérant cette approche comme un outil parmi d'autres, les individus peuvent prendre des mesures positives pour mieux gérer leur Lipedema et s'orienter vers une meilleure santé et un bien-être durable.

Avec le soutien approprié et une approche globale, le Régime RAD pourrait représenter une étape encourageante vers un avenir où les symptômes du Lipedema sont mieux maîtrisés, permettant ainsi aux individus de mener une vie plus active, confortable et épanouissante.